Eva Schatz wurde als Deutsche in England geboren, lebt in der Schweiz und in New York. Ihre Berufe: Jura sowie Studium der evangelischen Theologie mit dem Schwerpunkt Kirchen- und Theologiegeschichte.

Literatur – Rezensionen Buchtipps
http://literatur-rezensionen-buchtipps.jimdo.com/

Widmung

Ich bedanke mich recht herzlich bei meiner Mentorin Jutta Schütz, dass sie mir dieses Buch ermöglicht hat und ich bewundere ihren Tatendrang und den Willen, etwas zu bewegen.

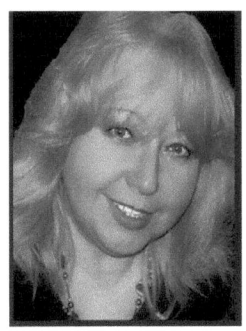

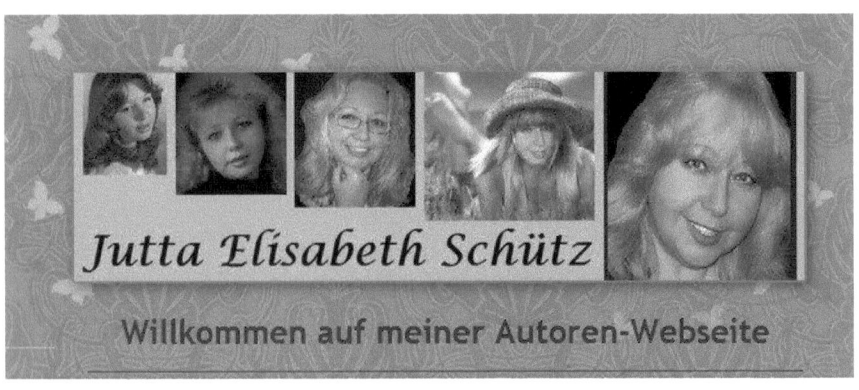

www.jutta-schuetz-autorin.de/

Gesundheit bedeutet Glück und Zufriedenheit. Die Faktoren der Gesundheit definiert die WHO (Weltgesundheitsorganisation) als „Das Ausbleiben von Krankheiten". Gesundheit gilt als einer der wichtigsten Faktoren für Zufriedenheit und Glück.

© 2015 Autorin: Eva Schatz

© 2015 Herstellung und Verlag:
BoD – Books on Demand, Norderstedt.

ISBN: 9783734781131

Bibliografische Information der Deutschen Nationalbibliothek:
Die Deutsche Nationalbibliothek verzeichnet diese Publikation in der Deutschen Nationalbibliografie; detaillierte bibliografische Daten sind im Internet über http://dnb.d-nb.de abrufbar.

Eva Schatz

Das andere Migräne-Buch

Das Gewitter im Kopf

Periodisch wiederkehrende Kopfschmerzen...

Zu „Periodisch wiederkehrende Kopfschmerzen"

kann man auch Migräne sagen!

Das Wort „Migräne" wird aus dem Griechischen als „halber Schädel" übersetzt. Es sind pulsierend-pochende, oft einseitige auftretende Schmerzen. Zusätzliche Symptome: Übelkeit und Erbrechen, Geräuschempfindlichkeit, Lichtempfindlichkeit.

Die Migräne-Attacken kommen, wenn man sie überhaupt nicht brauchen kann. 2 – 3 Mal oder sogar 4 Mal im Monat und die Anfälle dauern jeweils bis zu 3 Tage. Dann tut jedes Geräusch weh, das Licht blendet und schmerzt. Auch das Öffnen der Augenlider nur noch eine einzige Qual, jeder Geruch ist unerträglich und widerlich.

Die Krankheit ist eine neurologische Erkrankung. Etwa 14% der Bevölkerung leiden darunter. Sie tritt bei Frauen etwa dreimal häufiger auf als bei Männern.

Headache Society (IHS) unterscheidet nach Ursache und Ausprägung der Kopfschmerzen. Es gibt 250 verschiedene Arten, die in zwei große Gruppen unterteilt sind:

Primäre und sekundäre Kopfschmerzen

Die Krankheit wird oft im Alter zwischen 25 und 45 Jahren festgestellt, sie kann aber auch schon im Kindesalter beginnen.

Es wurde schon statistisch festgehalten, dass im Grundschulalter bis zu 80% aller Kinder über Kopfschmerzen leiden.

Etwa 12% der Kinder berichteten über Migräne. Dabei gab es keinen gravierenden Unterschied zwischen den Geschlechtern.

Erst mit der Pubertät steigt die Prävalenz beim weiblichen Geschlecht an.

Ärzte sind der Meinung, dass die Dunkelziffer bei Männern, die an Migräne leiden, höher ist.

Noch bis 1988 konnten sich die Ärzte ihre eigene Definition von Kopfschmerzen zurechtbasteln. Dies änderte sich erst, als die Internationale Kopfschmerzgesellschaft (IHS) einen Katalog der zahlreichen Diagnosekriterien veröffentlichte.

ICD-10 ist die Internationalen Klassifikation der Krankheiten = International Classification of Diseases.

Es zählen 13 verschiedene Hauptgruppen von Kopfschmerzen dazu! Eine Ebene tiefer kommen 36 Unterkategorien und bei ganz exakter Diagnose werden über 250 verschiedene Arten von Kopfschmerzen gezählt.

Die Symptome einer Migräne können verschiedene Phasen durchlaufen.

Oft kündigt sich ein Migräne-Anfall mit Wahrnehmungsstörungen (Migräne-Aura) an. Das betrifft insbesondere das Sehen!

Es gibt noch weitere Symptome: Licht- und Lärmempfindlichkeit, Übelkeit und Erbrechen, große Erschöpfung.

Bei mindestens 30% der Patienten kündigt sich eine Migräne-Attacke bereits frühzeitig in Form von Vorbotensymptomen an. Diese Phase kann von wenigen Stunden bis zwei Tage gehen.

Es treten häufig Geräuschempfindlichkeit, Müdigkeit, Magen-Darm-Störungen oder Verstopfungen auf.

Viele Patienten haben Heißhunger auf bestimmte Nahrungsmittel. Sehr oft gibt es einen Zusammenhang zwischen Nahrungsmitteln und dem Migräne-Auslöser!

Diese Häufigkeit wird möglicherweise oft unterschätzt.

15 bis 20% der Migräne-Fälle fangen mit einem Verlust des räumlichen Sehens an (Aura-Phase). Die Symptome: Verlust des räumlichen

Sehens, Unschärfe, Sensibilitätsstörungen, Kribbelempfindungen im Gesicht und in Armen und Beinen, Berührungsempfindungen, Störung des Geruchsempfindens, Sprachstörung, Gleichgewichtsstörungen oder andere neurologische Ausfälle. Die Aura wird von Patient zu Patient anders wahrgenommen.

Sehr stark visuell ausgeprägte Auren werden auch

„Alice im Wunderland Syndrom" genannt.

In etwa 70% aller Fälle tritt der Kopfschmerz halbseitig auf, insbesondere im Bereich von Schläfe, Stirn und Auge.

Der Schmerz ist meist pulsierend und nimmt bei körperlicher Bewegung zu. Ruhe und Dunkelheit trägt zur Linderung bei. Die Dauer der Kopfschmerz-Phase variiert zwischen 60 Minuten und bis zu drei Tagen.

Kinder und Jugendliche haben kürzere Migräne-Attacken und die Begleitsymptome sind häufiger Geruchsempfindlichkeit, Gleichgewichtsstörungen oder Schwindel. Migräne kann auch ohne Kopfschmerzen auftreten!

Wenn sich die Migräne wieder zurück bildet (kann bis zu 24 Stunden dauern.), nehmen die Kopfschmerzen und die Begleitsymptome bis zur vollständigen Erholung langsam wieder ab. Der Patient fühlt sich ausgelaugt und müde.

Die Prävalenz der Migräne-Patienten hat in den letzten 40 Jahren in den Industrieländern drastisch zugenommen. Es kann angenommen werden, dass Umweltfaktoren und Lebensstil eine wesentliche Rolle bei der Entstehung der Migräne spielen.

Auslösefaktoren können sein:

- Zu viel oder zu wenig Schlaf

- Stress

- Hormonelle Faktoren (Mädchen/Frauen kurz vor der Periode - Menstruationszyklus)

- Umweltfaktoren

- Wetterschwankungen

- Lebensmittel (besonders „Brot" usw.).

- Veränderungen des Tagesrhythmus

- Auslassen von Mahlzeiten

- Erschöpfung und Überanstrengung

Ein Migräne-Anfall kann insbesondere während der einnahmefreien Zeit bei der Empfängnisverhütung mit oralen Kontrazeptiva auftreten.

Etwa zwei Drittel der Migräne-Patienten können einen Zusammenhang zwischen dem Konsum bestimmter Lebensmittel und dem Auslösen eines Anfalls erkennen.

Migräne-Trigger (Auslöser) können sein:

- Glutamat

- Histamin

- Serotoninhaltige Lebensmittel

- Tyramin

- Rotwein (Alkohol)

- Schokolade

- Kaffee

- Käse

- Brot

- Ein Zuviel an Kohlenhydraten

Die Migräne wird als Clusterkopfschmerz beschrieben.

Sowie der Spannungskopfschmerz ist die Migräne eine primäre Kopfschmerzerkrankung.

Das bedeutet: Diese Krankheit ist nicht die offensichtliche Folge anderer Erkrankungen oder Entzündungen.

Die Klassifikation der Migräne gemäß der Richtlinien der International Headache Society (IHS) erfolgt primär anhand des Auftretens oder der Abwesenheit einer Migräne-Aura.

Es gibt auch eine Migräne ohne Aura.

Sie ist mit 80 – 85% die häufigste Form. Wenn eine Aura-Phase fehlt, können Vorboten auftreten:

- Unruhe

- Stimmungsveränderungen

- Erregungszustände

Diese Vorboten zeigen sich einige Stunden bis zwei Tage vor der Attacke und sind in 2/3 der Fälle halbseitig. Der Kopfschmerz kann unbehandelt zwischen 4 Stunden und 3 Tagen andauern.

Begleitsymptome:

- Erbrechen

- Übelkeit

- Lichtempfindlichkeit

- Geräuschempfindlichkeit

- Geruchsempfindlichkeit

Bei Kindern und Jugendlichen kann die Migräne-Dauer verkürzt sein.

Eine Migräne kann auch familiär häufig auftreten.

Die Ärzte sprechen dann von einer typischen, wenn auch seltenen „familiären hemiplegischen Migräne".

Neben den typischen Symptomen einer Migräne mit Aura sind bei der seltenen familiären Migräne oft motorische Störungen zu beobachten.

Bei der Diagnose ist es wichtig, dass wenigstens ein Verwandter ersten oder zweiten Grades ebenfalls Migräne-Attacken mit den Symptomen einer familiären Migräne aufweist.

Als Ursache dieser Form von Migräne, konnten bisher drei Gen-Defekte mit Lokalisation auf den Chromosomen 1,2 und 19 gefunden werden.

Es kann Anhand der Lage der Gendefekte zwischen:

Typen 1 (FMH1), 2(FMH2) und 3 (FMH3) der familiären Migräne unterschieden werden.

Von einer chronischen Migräne spricht man, wenn ein Patient an mehr als 15 Tagen im Monat und mehrere Monatelang, Migräne hat. Diese Art von Migräne ist oft eine Komplikation der Migräne ohne Aura (nicht zu vergleichen mit dem chronischen Kopfschmerz bei Übergebrauch von Medikamenten).

Ein migränoser Infarkt ist sehr gefährlich.

Dies ist eine Komplikation einer Migräne mit Aura, wobei die Aura-Symptome länger als 60 Minuten andauern. Werden bestimmte Hirnregionen während der Auraphase nicht genügend durchblutet (Minderdurchblutung) kann es zu dauerhaften Schäden kommen

Die Betroffenen sind vor allem Frauen unter 45 Jahren (Risiko: Übergewicht, Rauchen, Pilleneinnahme).

Aura-Symptome die länger als eine Woche anhalten sind oft ohne Infarkt.

Die Therapie eines migränösen Infarktes gleicht der Therapie eines Schlaganfalles.

Migralepsie – Zerebrale Krampfanfälle

Dies ist eine Komplikation einer Migräne mit Aura, bei der die komplexen Verbindungen zwischen Migräne und Epilepsie deutlich werden. Während oder nach einer Aura-Phase wird ein epileptischer Anfall ausgelöst.

Die Diagnose einer Migräne wird durch eine Befragung des Patienten gestellt.

Es kann auch ein Kopfschmerz-Tagebuch geführt werden!

Eine wichtige Rolle bei der Auswahl von Medikamenten ist eine allgemeine körperliche Untersuchung (Ausschluss anderer Krankheiten). Es muss zwischen der Diagnose eines sekundären Kopfschmerzes und einer primären Kopfschmerzerkrankung unterschieden werden.

**Die Migräne ist eine Erkrankung,
die derzeit durch medizinische Maßnahmen
nicht heilbar ist, sagen die Ärzte.**

**Durch geeignete Maßnahmen kann die
Intensität der Migräne-Anfälle und die
Anfalls-Häufigkeit reduziert werden.**

8500-7000 v. Chr. gab es die ersten Versuche zur Behandlung migräneartiger Kopfschmerzen.

Als Ursache dieser Schmerzen wurden zu dieser Zeit „Dämonen und Geister" im Kopf der Patienten genannt. Funde aus dem Neolithikum belegen, dass bereits zu dieser Zeit chirurgische Eröffnungen der Schädeldecke mit Hilfe von Steinwerkzeugen durchgeführt wurden.

Es wird immer noch diskutiert, ob diese Behandlung mystisch, kultisch oder auch aus medizinischen Gründen geschah. Auf jeden Fall sollten die Dämonen aus dem Schädel entweichen können. Leider blieben Erfolgsquoten der Trepanation ohne Dokumentation. Archäologische Funde konnten aber belegen, dass über 50% der Patienten diese Maßnahme überlebten. Dieses Verfahren wurde bis in das 17. Jahrhundert angewendet.

Dokumentiert wurden auch solche Behandlungsmethoden während der Pharaonenzeit (Altes Ägypten).

Der griechische Arzt „Hippokrates" erkannte ca. 400 v. Chr. als erster Arzt die Aura als einen möglichen Vorboten eines Kopfschmerzes.

Als Ursache sah er Magenschmerzen (Dämpfe, die vom Magen in den Kopf aufsteigen).

Aretaios dokumentierte im zweiten Jahrhundert eine umfassende Beschreibung der Symptome einer Migräne mit halbseitigen Kopfschmerzen (Schwitzen, Übelkeit mit Erbrechen). Mit dieser Beschreibung grenzt er somit die Migräne von anderen Kopfschmerzformen ab.

1664 wurden Kaliumcyanid, Tollkirche, Brechnuss, Fingerhut und Quecksilberverbindungen zur Therapie der Migräne eingesetzt (Thomas Willis).

1884 – William H. Thompson hielt einen Extrakt aus dem Mutterkorn als migränewirksam.

1920 gelang Arthur Stoll die Isolierung des Wirkstoffs: Ergotamin. Das wird bis heute in der Migräne-Therapie eingesetzt.

Diese Entdeckung führte schließlich seit den 1980er Jahren zur Entwicklung moderner Migräne-Therapeutika (Gruppe: Triptane).

Nachdem ich nun genug über Migräne geschrieben habe, wie und warum es sie gibt, möchte ich hier zum eigentlichen Punkt kommen.

Es hat nämlich überhaupt keinen Sinn, ein dickes Buch über Migräne zu schreiben, mit all den Fachausdrücken und Arztberichten.

Wichtig ist doch nur, wie man sich selbst helfen kann!

Leider habe ich dazu lange gebraucht.

Meine Mutter, die an Multiple Sklerose litt, hat mir eigentlich lange Jahre vorgelebt, wie erfolgreich sie mit der kohlenhydratarmen Ernährung umging. Sie wurde über 80 Jahre alt. Ihre Erkrankung hatte die letzten 20 Jahre einen Stillstand, nur durch eine Ernährungsumstellung.

Dazu habe ich eine Freundin, die ich schon über 30 Jahre kenne. Jutta Schütz, die im Jahr 2007 an Diabetes Typ Zwei erkrankte, nahm diese Diagnose nicht hin. Die Autorin und freie Journalistin recherchierte wochenlang und stieß auf die Ernährungsform „Low Carb".

Low Carb = Kohlenhydratarme Ernährung.

Die Ernährung, nach der auch meine Mutter 20 Jahre lang lebte!

Und Jutta sagte tausendmal zu mir, ich sollte doch mal ausprobieren, ob sie auch bei mir funktionieren würde.

Erst seit ein paar Jahren lebe ich nun auch nach Low Carb.

Meine Migräne ist zu 90% verschwunden. Nur noch in Stresssituationen bekomme ich hin und wieder leichte Migräne-Attacken.

Dass dieses Buch entstand, das habe ich auch Jutta zu verdanken. Sie ist der Meinung, dass Bücher von Selbstbetroffenen sehr wertvoll sind.

Textausschnitt aus einer Pressemeldung
von Jutta Schütz:

Migräne-Schmerzen können aber auch durch eine Vergiftung aus dem Darm (Giftausscheidungen von Bakterien) entstehen.

Also entsteht Kopfweh nicht immer nur wegen der Schwankungen des Blutzuckerspiegels sondern auch durch eine Übersäuerung im Körper.

Bei vielen Krankheiten, besonders bei Migräne wurde mit Erfolg die Eskimo-Diät oder eine Low-Carb-Diät empfohlen. Sie hilft bei schweren Migräne-Attacken oder sogar bei Epilepsie.

Der Wiener Internist Dr. Ewald Riegler sagte:

Menschen bekommen Migräne-Anfälle, weil ihre Gefäßmuskulatur unterernährt ist.

Dies würde passieren, wenn der Körper zu schnell die Kohlenhydrate aufnimmt.

Die Bauchspeicheldrüse muss dann viel Insulin produzieren um den Zucker den Zellen zuzuführen.

Er hat das folgendermaßen beschrieben:

Durch die Zellen-Tür passen pro Minute nur 10 Insulin-Zucker-Teilchen, aber 10.000 Insulin-Zucker-Teilchen wollen gleichzeitig rein. Sie zertreten sich gegenseitig.

Die Folge ist dann, dass die Zelle gar nichts bekommt und krampft.

Dr. Rieger empfiehlt Migräne-Patienten zunächst Fleisch, Fisch und Rohkost zu essen. Außerdem sollen die Betroffenen solange Äpfel essen, bis die Attacke vorbei ist.

Und nun zu meiner Low Carb Ernährung:

Wie es auch bei Multiple Sklerose schon viele wissenschaftliche Studien gibt, dass Low Carb eine positive Wirkung auf Krankheiten hat, so möchte ich dies auch für Migräne bestätigen.

Bei vielen neurologischen Erkrankungen, wie:

- Multiple Sklerose (MS)
- Migräne
- Epilepsie
- Demenz
- Alzheimer
- Parkinson
- Diabetes

spielt oxidativer Stress eine Rolle.

Ein Zuviel an Kohlenhydraten könne diesen

oxidativen Stress verstärken.

Quelle: Neurologe Friedemann Paul vom Universitätsklinikum Charité in Berlin.

Es wird berichtet, dass oxidativer Stress - sogenannte freie Radikale beim Stoffwechsel entstehen, welche die Entstehung von Krebs verursachen könnten.

Einige Studienteilnehmer hätten später berichtet, dass sie geistig wacher seien. Probanden der MS-Studie der Charité sagten, deutlich verbessert habe sich auch ihre Beweglichkeit.

Nun, wo ich bei der Stelle „Low Carb" angelangt bin, möchte ich auf Texte von der Autorin „Jutta Schütz" zu greifen.

Die darf ich „mit freundlicher Genehmigung von Jutta Schütz" hier in diesem Buch veröffentlichen.

Infos über die Ernährung
Low-Carb (Kohlenhydratreduziert)

Quell: © 2015 Jutta Schütz (kostenloses PDF-Buch) siehe Webseite

http://www.jutta-schuetz-autorin.de/

Low Carb, die Reduktion von Kohlenhydraten ist im Moment der populärste Diät-Trend der letzten Jahre. Eine Flut von immer neuen Ernährungsempfehlungen geistert durch die Medien. Welche Informationen zur Ernährung und Gesundheit sind glaubwürdig und wirklich fundiert?

Hinter vielen Sachinformationen stecken große Unternehmen mit Verkaufsinteressen und auch für uns Journalisten ist es fast unüberschaubar geworden. Dieser neue Trend erlaubt es Firmen, viele neue Produkte mit wenigen Kohlenhydraten auf den Markt zu werfen. Sie haben dazu ihre Verlage, ihre Seminare und ihre Buchautoren sowie dazu eigens eröffnete Foren und deren Mitarbeiter, die hinter den Kulissen mit Sprüchen wie „unterlassene Hilfeleistung" drohen, wenn man ihre Produkte nicht weiter empfiehlt. Im Gegenzug wird nur sehr oberflächlich auf biologische und medizinische Fragen eingegangen.

Das ist Grund genug, einmal kritisch nachzudenken. Übergewichtige und kranke Menschen waren schon immer ein lukrativer und leichtzugänglicher Markt für die Nahrungsmittelindustrie. Trotz den Skandalen um BSE, Genmanipulation und Hormonbehandlung ist es immer noch möglich, zu genießen und immer wichtiger, sich natürlich zu ernähren.

Die Ernährung ist nicht nur Energie- und Nährstoffzufuhr und somit Basis für die Lebenserhaltung. Ernährung ist auch soziale Interaktion, Kultur, Tradition und Genuss. Unser Körper ist auf die Nahrung angewiesen, um leistungsfähig und gesund zu bleiben.

Die Ernährungsform „Low Carb" braucht keine zusätzlichen Nahrungsergänzungsmittel. Ernährungswissenschaftler möchten uns erklären, wie wir uns gesund zu ernähren haben, leider ist es aber so, dass sie sich in ihren Daten oft widersprechen.

Im Volksmund werden Kohlenhydrate eine Rolle in der seelischen Gesundheit beigemessen – man hat es uns seit vielen Jahren so beigebracht. Stressanfällige Menschen leiden zeitweise unter Depressionen und glauben ihre Stimmung durch eine kohlenhydratreiche Ernährung beeinflussen zu können. Eine eiweißreiche Nahrung hat den gleichen Effekt, belastet aber nicht so sehr den Stoffwechsel. Welche Informationen zur Ernährung und Gesundheit sind glaubwürdig und wirklich fundiert?

Über Kohlenhydrate wird nun seit ein paar Jahren viel geredet und viele fragen sich, was Kohlenhydrate eigentlich sind. Kohlenhydrate (KH) bestehen aus Zuckermolekülen. Das heißt aber nicht, dass alle kohlenhydratreichen Lebensmittel auch süß schmecken. Zum Beispiel enthalten Getreide (Brot, Kuchen, Nudeln) Kartoffeln oder Reis sehr viele Kohlenhydrate und auch in Obst sind sie reichlich vorhanden! Wer also täglich seine fünf Portionen Obst am Tag isst, so wie es seit vielen Jahren empfohlen wird, hält seinen Zuckerspiegel damit konstant im oberen Bereich.

Low Carb (LC) ist ein englischer Begriff und bedeutet: „wenig Kohlenhydrate".

Es geht darum, die Kohlehydratzufuhr in der täglichen Nahrung deutlich zu reduzieren.

Es gibt sehr viel Literatur zum Thema Low Carb – ob Anhänger oder Gegner der LC-Ernährung, die Sachverhalte werden unterschiedlich beschrieben.

Mit einer falschen Ernährung können folgende Krankheiten entstehen:

- ➢ Allergien
- ➢ Akne
- ➢ Bluthochdruck
- ➢ Diabetes
- ➢ Gicht
- ➢ Harnwegsinfekte
- ➢ Herz- und Gefäßkrankheiten
- ➢ Immunerkrankungen
- ➢ Krebs
- ➢ Migräne
- ➢ Osteoporose
- ➢ Pilzerkrankungen
- ➢ Psychiatrische Erkrankungen
- ➢ Rheuma
- ➢ Stoffwechselstörungen
- ➢ Übergewicht/Adipositas
- ➢ Chronische Darmerkrankungen

Im Schaub Institut gibt es über 200 Bücher und Unterlagen von verschiedenen Ernährungsformen. Fast alle kommen zu einem gemeinsamen Ergebnis, dass zwischen Nahrungswahl und Gesundheitszustand ein Zusammenhang besteht.

Unsere Verdauungsorgane sind das Wurzelsystem unseres Körpers. Verbraucher sollten die Zutatenliste vieler vermeintlich gesunder Lebensmittel genauer unter die Lupe nehmen. Besonders kritisch für Betroffene ist zugesetzte „freie" Fruktose auf Getreidebasis, die nicht aus den im Lebensmittel verarbeiteten Früchten stammt.

Einige Gesundheitsfaktoren, die so subtil sein können, dass selbst ein guter Mediziner sie nicht für ernst nimmt, können das Abnehmen erschweren oder sogar zur Gewichtszunahme führen. Vielleicht liegt es an der Schilddrüse oder an der Stoffwechselstörung: Polyzystische Ovarialsyndrom, Nahrungsmittelunverträglichkeiten?

Die Schilddrüse ist für den Energiestoffwechsel verantwortlich. Frauen leiden mehr als Männer unter einer Schilddrüsenunterfunktion. Diese sorgt für einen langsameren Stoffwechsel. Dadurch gibt es große Schwierigkeiten beim Abnehmen und es kommt oft sogar zur Gewichtszunahme.

Außerdem leiden die Patienten oft an:

➢ Haarausfall

➢ trockener Haut

➢ Gelenkschmerzen

➢ Muskelschwäche

➢ Ermüdung

Der Arzt kann den TSH-Gehalt im Blut überprüfen. Einige Frauen haben das Polyzystische Ovarialsyndrom. Das ist eine Stoffwechselstörung, bei der die Eierstöcke zu viel des männlichen Hormons Testosteron produzieren. Dies kann neben Unfruchtbarkeit eine Insulin-Resistenz hervorrufen, welche eine übermäßige Fettspeicherung insbesondere an den Hüften begünstigt. Solche Frauen haben eine unregelmäßige Regelblutung, Akne, verstärkte Gesichts- und Körperbehaarung und große Schwierigkeiten „Schwanger" zu werden.

Ein Gynäkologe oder Internist kann den Hormonspiegel von Testosteron, Progesteron und Östrogen bestimmen und die Eierstöcke nach Zysten untersuchen.

Folgende Symptome können bei Nahrungsunverträglichkeiten auftreten:

➢ Aufgebläht sein

➢ Verstopfung

➢ Diarrhöe/Durchfall

➢ Asthma

➢ Ekzeme

➢ Muskelschmerzen

➢ Gelenkschmerzen

➢ Erschöpfung

➢ Kopfschmerzen

➢ Gewichtsschwankungen

Auch die Einnahme von bestimmten Medikamenten führt oft als Nebenwirkung zu einer „Gewichtszunahme". Dazu gehören die Anti-Baby-Pille, Steroide und Antidepressiva.

Parkinson gehört neben Demenz und Alzheimer zu den häufigsten degenerativen Erkrankungen des zentralen Nervensystems

Parkinson entsteht durch eine beschleunigte, kontinuierliche Rückbildung wichtiger Nervenzellen im Gehirn, die für die Herstellung des Neurotransmitters Dopamin verantwortlich sind. Sind 60 bis 70 Prozent der Dopamin produzierenden Nervenzellen zerstört, kommt es zu den bekannten Symptomen.

Die Frühsymptome der Parkinson Krankheit werden von den Ärzten oft nicht erkannt. Diese Krankheit beginnt schleichend und kann über Jahre unspezifische Symptome aufweisen. Erst im mittleren Krankheitsstadium, wenn Zittern oder Muskelsteifigkeit auftreten, wird die Krankheit erkannt. Bis zu diesem Zeitpunkt sind die Beschwerden meist unspezifisch und für die Betroffenen wie für den Arzt nur schwer zu erkennen.

Bei einer frühen Diagnose kann das Fortschreiten dieser degenerativen Nervenerkrankung jedoch durch eine gezielte Therapie deutlich verlangsamt werden.

Betroffene registrieren zu Krankheitsbeginn oft häufige Schmerzen im Nacken-Gürtel-Schulter-Bereich oder eine Bewegungsverlangsamung, Steifigkeit und eine diskrete Veränderung im Gang-Bild oder Körperhaltung.

Auch die Mimik der Kranken ist reduziert und das Schriftbild kleiner sowie die Stimme monoton und leise.

Bei Krankheitsbeginn leiden zirka 20 Prozent an einer Depression und innerer Unruhe oder Schlafprobleme. Je früher eine wirksame Therapie begonnen wird, desto größer sind die Chancen, den Verlauf der Krankheit zu verlangsamen. Bei einer frühen Diagnose können Lebensqualität und Alltagsfähigkeit deutlich länger erhalten werden!

Immer mehr Menschen unter 40 Jahren erkranken an Parkinson. Die Zahl der Neuerkrankungen wird sich laut Experten-Schätzung in den kommenden 25 Jahren verdoppeln.

Zirka 300.000 Menschen in Deutschland leben mit Morbus Parkinson und es kommen pro Jahr zirka 20.000 diagnostizierte Neuerkrankungen hinzu. Seit ein paar Jahren diskutiert jetzt die Fachwelt, ob sich die ketogene Diät (zum Beispiel Low Carb „Kohlenhydratarme Ernährung") auch bei Erkrankungen wie Alzheimer oder Parkinson positiv auswirken könnte. Der Grund für die positive Wirkung von kohlenhydratarmer Kost könnten die so genannten Keton-Körper sein, die die Leber während der Ketose als Energieträger bildet.

Zum Beispiel drosselt möglicherweise die Ketose bei Epilepsie die Hyperaktivität der Gehirnzellen. Es gibt heute vereinzelte Studien mit Alzheimer- oder Parkinson-Patienten, die mit dieser Diät-Form positive Wirkungen zeigten.

> Bei Alzheimer-Patienten ist die Verwertung von Glukose im Gehirn verringert.

> Bei Parkinson-Patienten spielt das Entstehen eines Defekts in den Mitochondrien eine Rolle.

Es wird schon lange vermutet, dass Keton-Körper bei der kohlenhydratarmen Ernährung (Low Carb) eine positive Wirkung auf unseren Stoffwechsel haben.

Die Keton-Körper werden von der Leber während der Ketose als Energieträger gebildet. Vermutet wird, dass die Ketose während der Low Carb-Diät einen positiven Einfluss auf die Hyperaktivität von Gehirnzellen zum Beispiel bei Epilepsie-Patienten nimmt.

Die Zellatmung im Gehirn wird gesteigert wenn anstelle von Glukose (Zucker = Kohlenhydrate werden im Körper in Zucker verwandelt) Keton-Körper zur Energiegewinnung vom Körper verbrannt werden müssen.

Ein Enzymdefekt ist dafür verantwortlich, wenn bei manchen Menschen die Glukose im Gehirn nicht vollständig verbrannt werden kann. Es gibt aber auch die Möglichkeit, dass bei diesen Menschen keine ausreichende Menge von Glukose im Gehirn ankommt und verantwortlich ist dafür der so genannte Glut 1-Defekt.

Dr. Jörg Klepper (Kinderarzt) von der Kinderklinik in Aschaffenburg berichtete schon vor einigen Jahren in einer Fachzeitschrift von durchschlagenden Erfolgen. Seine Studie: 94 Prozent der Patienten (Glut 1-Defekt) mit „ketogener Kost" waren von epileptischen Anfällen befreit. Eine ketogene Diät (Ernährungsumstellung) ist eine kohlenhydratreduzierte, protein- und fettreiche Ernährung. Werden keine Kohlenhydrate (Zucker, alle Lebensmittel aus Mehl, Kartoffeln, Reis, süßem Obst, Milchzucker) mehr zugeführt, muss der Körper sich eine andere Energiequelle suchen und das ist das Fett.

Auch für den Muskelaufbau ist eine eiweißreiche Kost unterstützend. Da es nun keine Kohlenhydrate mehr im Körper gibt, wandelt der Körper Fette in Keton-Körper um.

Das nennt man Ketose.

Keton-Körper haben eine hungerstillende Wirkung!

Glutamat könnte folgende Störungen verursachen:

- ➢ Depressionen
- ➢ Chronische Verstopfung der Nasenschleimhäute
- ➢ Herzjagen
- ➢ Herzklopfen
- ➢ Hirnschäden (Läsionen)
- ➢ Hyperaktivität
- ➢ Konzentrationsschwäche
- ➢ Wachstumsstörung
- ➢ Schweißausbrüche
- ➢ Mundtrockenheit
- ➢ Sodbrennen
- ➢ Ungewöhnlicher Durst
- ➢ Frösteln
- ➢ Gerötete Hautpartien
- ➢ Stresswirkungen
- ➢ Gesichtsmuskelstarre
- ➢ Kopfschmerzen
- ➢ Nackentaubheit
- ➢ Gliederschmerzen
- ➢ Allgemeine Schwäche
- ➢ Magen- und Darmprobleme
- ➢ Übelkeit

- Erbrechen
- Durchfall
- Bluthochdruck
- Migräne
- Begünstigt Alzheimer
- Multiple Sklerose
- Parkinson
- Augenschäden
- Heißhunger

Inzwischen weiß man, dass Glutamat bei Krankheiten wie Alzheimer, Multipler Sklerose oder Parkinson eine unheilvolle Rolle spielt.

Die Sinneswahrnehmung wird deutlich eingeschränkt und die Lernfähigkeit und das allgemeine Konzentrationsvermögen nehmen nach Einnahme von Glutamat bis zu mehrere Stunden lang nachhaltig ab.

Bei Allergikern kann Glutamat epileptische Anfälle bewirken oder sogar zum Soforttod durch Atemlähmung führen. Nach Meinung des an der Hirosaki Universität in Japan tätigen Forschers Dr. Ohguro ist Glutamat auch für eine Schädigung der Augen verantwortlich.

Fest steht aber, dass Konzentration und Lernfähigkeit durchaus mit einer intelligenten Auswahl der Speisen und Getränke verbessert werden können.

Und wer sich so ernährt, dass er weniger vergisst, hat auch gleich bessere Laune. Die Wechselwirkung von Ernährung und Gesundheit ist evident und gerade angesichts der Kostenexplosion im Gesundheitswesen sollte sich jeder darauf besinnen, was er selbst für seine Gesundheit tun kann.

Man muss auch kein Ernährungswissenschaftler sein, um eine gesunde und schmackhafte Ernährung, die sich nebenbei auch positiv auf eine schöne Haut auswirkt, auf den Tisch zu zaubern.

Es ist kein Wunder, dass sich Mangelerscheinungen zuerst an Haut, aber auch an Nägeln und Haaren bemerkbar machen. Viele einseitige Diäten wirken sich in der Regel negativ auf unseren Körper aus.

Gepflegt wird die Haut von außen, aber ernährt und aufgebaut wird sie durch unsere tägliche Nahrung. Unser Verdauungssystem löst sie aus der Nahrung und unser Blutkreislauf bringt sie an die Stellen, wo sie gebraucht werden, bis in jede Hautzelle. Gleichzeitig nimmt das Blut die Abbaustoffe auf, transportiert sie zur Entgiftung in Leber und Niere und übernimmt die Entsorgung. Je reibungsloser dieser Ab- und Aufbau funktioniert, desto schöner werden wir.

Der Mensch hat durchschnittlich 100.000 Haare. Ein Haar fällt spätestens nach sechs Jahren aus und macht einem neuen Haar Platz. Damit kräftige Haare wachsen, die fest in der Kopfhaut verankert sind, benötigt der Körper Bausubstanz und wichtige Hilfsmittel in Form von Vitaminen und Spurenelementen. Die Grundsubstanz der Haare ist Eiweiß.

Omega-3 Fettsäuren sorgen für eine gesunde Kopfhaut und schönes Haar. Eine kohlenhydratarme Ernährung (Low Carb) sorgt für einen hohen Gehalt an Omega-3 Fettsäuren (Lachs, Rindfleisch, Eier, Leinsamen etc.).

Die Haarwurzelzellen gehören mit zu den teilungsaktivsten Zellen des menschlichen Körpers und erfordern einen hohen Stoffwechselumsatz, der viele Nährstoffe wie Vitamine und Spurenelemente benötigt. Da der Körper von vielen dieser Substanzen keine Depots bilden kann, muss er sie in ausreichenden Mengen über die Ernährung aufnehmen.

Natürlich sind die Erkrankungen ein Stachel im Fleisch unseres Alltags und bringen uns um den Schlaf. Schon seit vielen Jahren versuchen nun die Wissenschaftler eine erfolgreiche Methode gegen all diese vielen Zivilisationskrankheiten zu finden. Besonders die Pharmaindustrie verspricht mit magischen Pillen manche Krankheit zu heilen, aber immer mehr Menschen müssen sich trotz aller Bemühungen mit ihrer Krankheit abfinden.

Die kohlenhydratarme Ernährungsform (Low Carb) könnte ein mächtiger Verbündeter sein und vielleicht ein Retter für manche Kranken.

Low Carb Gegner schreiben immer, dass es bei einer kohlenhydrat-reduzierten Ernährung zu den berüchtigten Konzentrationsschwächen oder zu schlechten Gehirnleistungen kommen könnte. WIR können aber bestätigen, dass unsere Zeit mit Low Carb eine gute Zeit ist, denn wir konnten mit dieser Ernährungsmethode unsere Gesundheit verbessern. Probieren Sie es doch selbst einmal aus und leben Sie ein paar Wochen nach Low Carb.

Low Carb Infos kurz zusammengefasst

Low Carb (LC) ist ein englischer Begriff und bedeutet: „wenig Kohlenhydrate". Es geht darum, die Kohlehydratzufuhr in der täglichen Nahrung deutlich zu reduzieren. Es gibt sehr viel Literatur zum Thema Low Carb – ob Anhänger oder Gegner der LC-Ernährung, die Sachverhalte werden unterschiedlich beschrieben.

Eine „Kohlenhydratarme Ernährung" korrigiert den gestörten Stoffwechsel und hilft das Übergewicht zu verringern. Der Blutzucker wird durch diese Ernährungsweise stabilisiert.

Diese Art der Ernährung entlastet den Körper in vielen Bereichen. Bei einer Reduzierung der Kohlenhydrataufnahme wirkt sich das nicht nur positiv auf den Blutzuckerspiegel aus, sondern auch auf die Bauchspeicheldrüse. Sie schaltet bei der Produktion des Hormons Insulin einen Gang runter, dadurch wird die Gefahr gebannt z. B. an Diabetes zu erkranken.

Eine „Kohlenhydratarme Ernährung" bedeutet nicht auf Kohlenhydrate völlig zu verzichten. Diese Ernährung steht für eine verminderte Aufnahme von Kohlenhydraten.

Die Befürchtung bei der Ernährungsumstellung eine Mangelerscheinung zu bekommen, kann widerlegt werden.

Die LC Ernährung wird bei folgenden Krankheiten eingesetzt:

➢ Diabetes Typ 2

➢ Rheuma

➢ Gicht

➢ MS (Multiple Sklerose)

➢ Migräne

➢ Verstopfung

➢ Blähungen

➢ Sodbrennen

➢ Krebs

➢ Epilepsie

➢ Übergewicht/Adipositas

➢ AD(H)S

➢ Hautausschlägen

➢ Akne

➢ erhöhte Cholesterinwerte

➢ Magen- & Darmgeschwüren sowie Reizdarm

➢ Entzündungsprozessen der Schleimhäute

Positiv könnte sich die Low-Carb Ernährung auch auf folgende Krankheiten auswirken: Schizophrenie, Parkinson, Alzheimer, Autismus, Wechseljahresbeschwerden, Pubertät

Kohlenhydratarme Rezepte

© 2015 Jutta Schütz – mit freundlicher Genehmigung!

Dieses Rezept stammt aus dem Buch: Scheherazades LOW CARB Rezepte

Herstellung und Verlag: BoD – Books on Demand, Norderstedt

ISBN: 978-3-7357-3751-9

Kalif Raschids sauer eingelegtes Gemüse

Zutaten:

- ➢ 200 g Rettich
- ➢ 1 kleine Möhre
- ➢ 200 g Salatgurke
- ➢ 100 g Fenchel
- ➢ 1 Lauchzwiebel
- ➢ 1 Zitrone
- ➢ 1 EL Fenchelsamen
- ➢ 1 TL Koriandersamen
- ➢ 1 Zimtstange
- ➢ 300 ml Weißweinessig
- ➢ ½ EL Streusüße
- ➢ 100 g grüne Oliven
- ➢ 1 EL Salz

Zubereitung:

Rettich, Möhre, Salatgurke, Fenchel und Lauchzwiebel waschen und in dünne Scheiben schneiden. Gemüse in der Schüssel mit 1 EL Salz mischen, zirka 40 Minuten ziehen lassen. Das Gemüse in ein Sieb geben und mit kaltem Wasser abspülen, gut abtropfen lassen.

Zitronenschale mit einem Messer dünn abschälen und die Frucht auspressen. Fenchelsamen, Koriandersamen und Zimt im Mörser zerdrücken. Zitronenschale, den Saft, Weißweinessig, Gewürze, und Streusüße mischen.

Das Gemüse mit den Oliven in ein großes, steriles Einmachglas füllen, mit Essigmischung übergießen. Abgedeckt 4 Stunden in den Kühlschrank stellen. Das Glas hält sich gekühlt 3 – 4 Tage.

Falafel

Zutaten:

➢ 300 g getrocknete Kichererbsen

➢ 1 EL Eiweißpulver, 1 TL Backpulver

➢ 1 Knoblauchzehe, 1 Lauchzwiebel, 2 Zitronen

➢ 1 kleiner Bund Petersilie, 2 Stängel Koriandergrün

➢ 2 TL gemahlener Kreuzkümmel, 1 TL gemahlener Rosmarin

➢ 1 TL Paprikapulver (süß), ½ TL Cayennepfeffer

➢ ½ TL Salz, 2 – 3 Prisen Pfeffer

➢ Öl zum Frittieren (zirka ½ L)

➢ 2 – 3 EL Wasser

Zubereitung:

Kichererbsen 14 Stunden in reichlich Wasser einweichen. Die Lauchzwiebel, den Knoblauch schälen, grob würfeln. Petersilie und Koriander waschen, die Blätter von den Stielen zupfen und grob hacken. Die Zitrone auspressen. Einweichwasser von den Kichererbsen abgießen und diese mit den Kräutern und Knoblauch fein pürieren. Dabei den Zitronensaft und etwas Wasser (2 – 3 EL) zugeben. Die Gewürze hinzufügen und mit Salz und Pfeffer würzen. Eiweißmehl und Backpulver untermischen. In einem kleinen Topf (zirka 5 cm hoch) das Öl erhitzen. Aus dem Kichererbsenteig walnussgroße abgeflachte Bällchen formen. Mit einem Holzstäbchen testen, ob das Fett heiß genug ist. Wenn Bläschen an dem Stäbchen aufsteigen, ist die richtige Temperatur erreicht. Die Kichererbsen-Bällchen im heißen Fett portionsweise zirka 5 Minuten frittieren, bis sie goldgelb sind, dabei einmal wenden.

Diese Rezepte stammen aus dem Buch: LOW CARB Zum Feierabend (Fortsetzung von Low Carb: Für Berufstätige) ISBN: 978-3-7347-5475-3

Herstellung und Verlag: BoD – Books on Demand, Norderstedt

Hackfleisch mit Frischkäse

Zirka 35 Minuten

Zutaten:

➢ 300 g gemischtes Hackfleisch, 100 g durchwachsener Speck

➢ 1 Zwiebel, 200 ml Sahne, 2 EL Zitronensaft

➢ 200 g Frischkäse, ½ TL Salz, 2 Prisen Pfeffer

➢ ½ TL Currypulver, ½ TL Chilipulver

➢ 2 EL Olivenöl, 1 EL Olivenöl für die Backform

Zubereitung:

Pfanne heiß werden lassen.

Speck klein würfeln.

Zwiebel schälen und klein würfeln.

Olivenöl hinzu geben und das Fleisch und den gewürfelten Speck hinzu geben. Auf mittlerer Stufe gut zirka 5 Minuten anbraten.

Gewürze, Sahne, Zitronensaft und Frischkäse für 1 Minute mitanbraten.

Backform mit 1 EL Olivenöl einfetten und die Fleischmasse hinein geben. Im Backofen bei 200 Grad zirka 25 Minuten backen.

Tipp: Doppelte Menge ergibt eine Mahlzeit für den zweiten Tag.

Zutaten: Fleischmasse vom Vortag, zirka 400 g Gemüse aus der Dose, 100 ml Sahne, 100 ml Frischmilch, 100 g geriebener Käse

Zubereitung: Geben Sie 100 ml Sahne, 100 ml Frischmilch auf ein Backblech und verteilen das Gemüse Ihrer Wahl. Darauf legen Sie die Fleischmasse und streuen zirka 100 g geriebenen Käse darüber. Im Backofen bei 200 Grad zirka 25 Minuten backen.

Puten-Rouladen mit Weißwein

Zirka 35 Minuten

Zutaten:

- ➢ 2 große Putenschnitzel
- ➢ 2 Scheiben Gouda
- ➢ 2 EL Petersilie
- ➢ 2 EL Schnittlauch
- ➢ 1 EL Zitronensaft
- ➢ 3 EL Crème fraîche
- ➢ 3 EL flüssige Sahne
- ➢ 1 TL Senf (scharf)
- ➢ ½ TL Salz
- ➢ 2 Prisen Pfeffer
- ➢ ½ TL Currypulver (süß)
- ➢ 2 EL Butter (zum Braten)
- ➢ 200 ml Weißwein
- ➢ 2 EL Olivenöl

Zubereitung:

Schnitzel flach klopfen, mit Senf bestreichen und mit Salz und Pfeffer würzen.

Petersilie und Schnittlauch waschen und klein schneiden.

Die klein geschnittenen Kräuter auf dem Fleisch verteilen.

Auf das Fleisch die Käsescheiben legen und mit Currypulver, Salz und Pfeffer würzen.

Fleisch aufrollen und mit einer Nadel zusammenstecken.

Pfanne heiß werden lassen und die Butter und Öl hinzu geben.

Die Rouladen hinzufügen und bei mittlerer Hitze auf jeder Seite 4 Minuten scharf anbraten.

Mit Weißwein ablöschen und zugedeckt zirka 10 Minuten schmoren lassen. Crème fraîche, Sahne und Zitronensaft zufügen und weitere 10 Minuten schmoren lassen.

Tipp: Doppelte Menge ergibt eine Mahlzeit für den zweiten Tag.

Zutaten: Fleischgericht vom Vortag, zirka 400 g Gemüse aus der Dose, 100 ml Sahne, 100 ml Frischmilch, 100 g geriebener Käse, 2 EL Ananasstücke (Dose)

Zubereitung: Backblech mit Sahne und Milch beträufeln. Jede Roulade 3 mal durchschneiden und auf das Backblech setzen. 1 Dose Gemüse darüber geben, evtl. ein paar Stücke Ananas (ohne Zucker) und mit zirka 100 g geriebenem Käse bestreuen. Im Backofen bei 200 Grad zirka 15 Minuten überbacken.

Hähnchenbrustfilets mit Knoblauch

Zirka 35 Minuten

Zutaten:

- ➤ 4 kleine Hähnchenbrustfilets
- ➤ 3 EL Walnüsse (gehackt)
- ➤ 1 EL Mandeln (gehackt)
- ➤ 3 Knoblauchzehen (gepresst)
- ➤ 200 ml flüssige Sahne
- ➤ 2 EL Zitronensaft
- ➤ 4 EL Käse (gerieben)
- ➤ 2 EL Schnittlauch (gehackt)
- ➤ 1 TL Salz (für das Fleisch)
- ➤ 4 Prisen Pfeffer (für das Fleisch)
- ➤ ½ TL Currypulver
- ➤ ½ TL Paprikapulver
- ➤ ½ TL Salz
- ➤ 3 Prisen Pfeffer
- ➤ 3 EL Olivenöl
- ➤ 1 EL Olivenöl für die Backform

Zubereitung:

Hähnchenfilets mit Salz und Pfeffer würzen.

Pfanne heiß werden lassen. Olivenöl hinzu geben und die Filets auf beiden Seiten zirka 3 Minuten kräftig anbraten.

Backform mit Olivenöl einpinseln.

Die Filets in eine Backform legen.

Knoblauchzehen schälen und klein pressen.

Die gehackten Walnüsse und Mandeln, Knoblauch, Sahne, Zitronensaft, Käse und Schnittlauch in einer Schüssel mischen und mit Currypulver, Paprikapulver, Salz und Pfeffer würzen.

Diese Sahnemischung auf dem Fleisch verteilen.

Im Backofen bei 180 Grad (Ober-/Unterhitze) zirka 25 Minuten backen.

Tipp: Doppelte Menge ergibt eine Mahlzeit für den zweiten Tag.

Zutaten: Fleischgericht vom Vortag, zirka 400 g Gemüse aus der Dose, 100 ml Sahne, 100 ml Frischmilch, 100 g geriebener Käse, 2 EL Ananasstücke (Dose)

Zubereitung: Backblech mit Sahne und Milch beträufeln. Hähnchenfleisch auf das Backblech legen. 1 Dose Gemüse darüber geben, evtl. ein paar Stücke Ananas (ohne Zucker) und mit zirka 100 g geriebenem Käse bestreuen. Im Backofen bei 200 Grad zirka 15 Minuten überbacken.

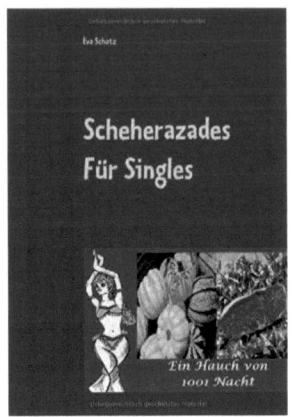

Autorin Eva Schatz
Verlag: BoD – Books on Demand, Norderstedt
ISBN: 978-3-7357-5060-0 – für nur 3,99 Euro

Inhalt: Alle Rezepte für 1 Person
Anleitung für „Im Glas backen, Kürbissuppe mit Linsen und Kartoffeln, Nudelsalat mit Feigen und Datteln, Minze-Nudeln mit Crème fraîche, Tomatensalat mit Joghurt und Sesam, Orientalischer Bananentopf mit Reis, Zimt-Kartoffeln mit Aubergine, Orientalische Tofu-Pastete, Kichererbsensuppe mit Chiliflocken, Joghurt-Nudeln mit Hackfleisch, Auflauf mit Hackfleisch und Reis, Hackbraten mit Whisky, Rindfleisch in Kokosmilch, Rinderfilets in Ananas-Curry, Okra mit Hackfleisch, Mango-Zucchini Salat, Orientalisches Dattelhühnchen, Orientalisches Wurstgulasch, Kalbsschnitzel mit Zitronengras, Pfeffer-Steak mit Kornblumenblütenblättern, Kornblumenblütenblätter Likör, Erdbeereis (ohne Zucker), Schokoladenverführung mit Chili, Bananen-Mascarpone, Große Buchreihe: SCHEHERAZADE

Viele verschiedene Autoren beteiligen sich nacheinander an diesem Großprojekt, die auf einer Idee von der bekannten Autorin Jutta Schütz basiert. In der Einleitung erzählt die Autorin Schütz (in jedem Buch zu finden) kurz die Geschichte von Scheherazade. Sie basiert auf einer alten persischen Märchensammlung mit dem Namen Hezâr Afsâna, Tausend Mythen. Anschließend kommen die Rezepte des Autors. http://www.jutta-schuetz-autorin.de/
Die Rezepte sind raffiniert gezaubert und der orientalischen Küche angepasst. Hier kommen die Gourmets auf ihre Kosten. Mit ihren Gerüchen von Safran, Cayennepfeffer, Zimt, Kurkuma und Koriander ist die orientalische Küche ein wahres Feuerwerk für unsere Sinne. Auch hier in Deutschland hat die orientalische Küche viele Anhänger gefunden. Die große Vielzahl an unterschiedlichen Gewürzen und Geschmacksrichtungen sorgt für große Abwechslung auf dem Speiseplan.

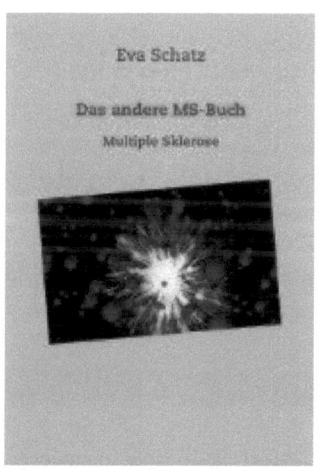

Autorin Eva Schatz
Verlag: BoD – Books on Demand, Norderstedt
ISBN-10: 3734765196 und ISBN-13: 978-3734765193
für nur 3,99 Euro

Dieses kleine Büchlein bringt die richtige Dosis an Informationen über MS, ohne zu überfordern. Mögen die Buch-Seiten auf Ihre gesammelten Fragen Auskunft geben – und mögen sie dem einen oder anderen nützen. Die konsequente Schlussfolgerung ist, auch auf die Ernährung zu achten.

Das andere MS-Buch: Multiple Sklerose
Multiple Sklerose wird auch MS genannt. MS wird auch Encephalomyelitis disseminata, ED genannt. Es ist bis heute unbekannt, seit wann es diese Krankheit gibt. Bis zum Mittelalter gibt es keine medizinischen Beschreibungen, die auf diese Erkrankung hindeuten. Die Geschichte von der Heiligen Lidwina von Schiedam soll der erste interpretierte Fall sein. Einen Beweis gibt es aber nicht.

Inhaltsverzeichnis: Abkürzungen/Erklärungen, Warum ich über MS schreibe, Was ist MS?, Symptome bei Multipler Sklerose, Woher kommt (wie entsteht) MS?, Kann man der MS vorbeugen?, Uhthoff-Phänomen, Medikamente und konservative Behandlung, MS und die Psyche, Positive Impulse für MS, Ernährung, Rezepte

Zum Abschluss noch eine Pressemeldung von Jutta Schütz, die das ganze Jahr über Ernährung und Gesundheit schreibt. Ihre Presse finden Sie auf ihrer Webseite: http://www.jutta-schuetz-autorin.de/

Natürliche Aromen – die Lüge des Jahrhunderts
© 2014 Jutta Schütz

Industriell verarbeitete Lebensmittel enthalten viele Zusatzstoffe. Diese Substanzen sollen die Eigenschaften von Lebensmitteln verbessern, sie z. B. süßen, färben oder konservieren. Im 19. Jahrhundert wurde das Gemüse noch mit Kupfer gefärbt, heute sorgen moderne Mittel für wilde Panschereien. Die Technik macht es möglich, die Politik lässt es zu. Aromen werden aus verschiedenen Quellen gewonnen, alle mehr oder weniger natürlich. Z. B. das Erdbeer-Aroma, das aus Holz gewonnen wird, ist natürlich, denn der Baum an sich ist Natur. „Natürlich" bedeutet also, dass es aus einem natürlichen Rohstoff „also Holz" gewonnen wird und nicht von Beeren kommt.

Wer sein Essen ausschließlich aus frischen Lebensmitteln zubereitet, wird mit dem Thema Lebensmittelzusatzstoffe selten konfrontiert. Aber wer macht sich noch die Arbeit, immer mit frischen Lebensmitteln zu kochen? Viele abgepackte Lebensmittel und Fertiggerichte enthalten Zusatzstoffe. Auch Getränke, die nicht ausschließlich aus Wasser oder Fruchtsaft bestehen, enthalten viele Zusatzstoffe. Selbst ein Grundnahrungsmittel wie Butter darf zum Beispiel mit E 160a gefärbt werden. Hinter dem E 160a verbirgt sich der Pflanzenfarbstoff Carotin. Dieser Stoff soll bei Butter für die gelbliche Farbe sorgen und das schnelle „ranzig werden" verhindern.

Wussten Sie, dass in Ihrem Essen Aromastoffe und Geschmacksverstärker lauern, die auch als Insektengift verwendet werden und im Tierversuch eindeutig krebserregend waren?

Quelle: www.utopia.de/ratgeber/was-steckt-drin-insektengift-im-essen-aromastoffe-geschmacksverstaerker-ernaehrung

Wenn es nach der Werbung geht, dann gibt es überhaupt keine Lebensmittel, die in irgendeiner Form der Gesundheit schädlich werden könnten.

Die Mogelliste: www.fr-nline.de/blob/view/8568644,5804433,data,abgespeist_mogelliste_20110518.pdf.pdf

Dass viele Lebensmittelhersteller in ihrer Werbestrategie auf psychologische Täuschung und grenzwertige Halbwahrheiten setzen, ist leider in den meisten Fällen erlaubt. Das ändert aber nichts an der Fragwürdigkeit der Vorgehensweise.

Die Werbestrategie setzt auf „natürliche Aromen", die sehen aber anders aus, als wir sie uns vorstellen. Z. B. Himbeeraroma (Himbeerjoghurt) wird aus Zedernholzöl hergestellt oder Kokosaroma aus natürlichen Schimmelpilzen.

Eine umfangreiche Liste von Lebensmitteln, die mit zweifelhaften Aussagen beworben werden lässt sich sowohl auf der Seite der Food Watch als auch auf deren Tochterseite www.abgespeist.de finden.

Das eigentliche Verbrechen ist, dass es keine Gesetze gibt, die die Praxis der Verfälschung von Lebensmitteln verbieten.